Yakelin Crúz Vera

Manejo del derrame pleural recidivante maligno

Yakelin Crúz Vera

Manejo del derrame pleural recidivante maligno

Uso de agentes sinfisiantes en el manejo del derrame pleural recidivante maligno

Editorial Académica Española

Imprint

Any brand names and product names mentioned in this book are subject to trademark, brand or patent protection and are trademarks or registered trademarks of their respective holders. The use of brand names, product names, common names, trade names, product descriptions etc. even without a particular marking in this work is in no way to be construed to mean that such names may be regarded as unrestricted in respect of trademark and brand protection legislation and could thus be used by anyone.

Cover image: www.ingimage.com

Publisher:
Editorial Académica Española
is a trademark of
Dodo Books Indian Ocean Ltd. and OmniScriptum S.R.L publishing group

120 High Road, East Finchley, London, N2 9ED, United Kingdom
Str. Armeneasca 28/1, office 1, Chisinau MD-2012, Republic of Moldova, Europe
Managing Directors: Ieva Konstantinova, Victoria Ursu
info@omniscriptum.com

Printed at: see last page
ISBN: 978-620-0-03215-7

UNIVERSIDAD DE CIENCIAS MÉDICAS DE LA HABANA.

FACULTAD DE CIENCIAS MÉDICAS DR. ¨SALVADOR ALLENDE¨.

HOSPITAL NEUMOLÓGICO ¨BENÉFICO JURÍDICO¨.

Uso de agentes sinfisiantes en el manejo del derrame pleural recidivante maligno.

Autora: Dra. Yaquelin Cruz Vera.

Especialista de Primer Grado en Medicina General Integral.

Residente de 3er Año de Neumotisiología.

Tutor: *MsC. Dr. Sergio Fernández García.*

Especialista de Primer Grado en Medicina General Integral y Segundo Grado en Neumotisiología.

Profesor Auxiliar. Facultad "Dr. Salvador Allende".

Investigador Agregado.

Asesores: *Dra. Delfina Machado Molina.*

Especialista de Segundo Grado en Neumotisiología.

Profesora Auxiliar. "Dr. Salvador Allende".

MsC. Dr. Manuel Díaz Toledo.

Especialista de Primer Grado en Medicina General Integral y Primer Grado en Neumotisiología.

Tesis para optar por el título de Especialista de 1er Grado en Neumotisiología.

La Habana, 2016

AGRADECIMIENTOS

A mi madre Ana Luisa y familia de mi esposo por contribuir en el cuidado de mis hijos. (Eloina, Sabat. Dianelis y Erik).

A mi tutor de tesis Sergio Fernández por enseñarme como llegar a la mayor evidencia científica.

A el colectivo de profesores de esta institución por haberme brindado sus conocimientos y experiencias.

A mis amigos que me ayudaron en la confección de esta tesis.

A todos mis compañeros de residencia.

A mis amigas por su hospitalidad incondicional. (Yanet, Norma, Yaumara y Drialis)

A mis dos grandes tesoros Indira y Duany, quienes han sido el motivo de todos mis esfuerzos y los que más han notado mi ausencia.

A mi esposo, por convertirse en mí apoyo incondicional, por su paciencia y amor límite.

A mi familia que hacen suyas mis preocupaciones y siempre han confiado en mí.

Cuando la muerte es un hecho

Inevitable,

La calidad del final de la vida

Y la calidad de la muerte

Es más importante

Que la propia duración de la vida.

Antonio **Antón**.

INDICE

RESUMEN

El derrame pleural maligno recidivante (DPMR) requiere de un manejo individualizado para paliar los síntomas. La pleurodesis química es uno de los métodos más utilizados. Por ello surge la motivación en realizar este estudio, con el objetivo de evaluar la respuesta clínica-radiológica de los enfermos después del empleo de dos agentes sinfisiantes: La yodo povidona y la bleomicina. La muestra quedó conformada por 30 pacientes ingresados en el Hospital Neumológico Benéfico Jurídico, en el periodo de Enero del 2014 hasta Enero del 2016. Se realizó un estudio descriptivo-prospectivo, utilización de medicamentos, creando dos grupos de forma aleatoria. Después de realizar la toracocentesis evacuadora se aplicó para cada grupo la sustancia sinfisiante, obteniendo los siguientes resultados: predominó el sexo masculino y las edades de 60-69 años. El hemitórax izquierdo fue el más afectado, con derrame de gran cuantía y un aspecto sanguinolento del líquido pleural. Existió una mejoría clínica-radiológica de los enfermos después de ser tratados con la pleurodesis. De las sustancias empleadas la bleomicina fue la que obtuvo una mejor respuesta y menos reacciones adversas.

INTRODUCCIÓN

El cáncer de pulmón (CP) es una enfermedad principalmente del hombre moderno y era considerada bastante rara antes de 1900, con menos de 400 casos descritos en la literatura médica. [1] Ya en 1912 se contaba con 374 casos publicados. [2]

Es el tumor maligno más importante tanto en incidencia como en mortalidad global a nivel mundial. En 2012 se estima en 1,8 millones los casos nuevos y en 1,59 millones las muertes por CP, representando respectivamente un 13 y un 19,4% del total de los tumores. [3]

En los Estados Unidos se considera la principal causa de muerte por cáncer. Ocurrieron en el 2012 más de 160.000 muertes, [4] y se diagnosticaron unos 221.000 casos nuevos (115.000 en hombres y 106.000 en mujeres. [2]

En España, también en este año, se estimó que hubo 26.715 casos de CP, con una incidencia ajustada a población mundial de 52,5 por 100.000 en los hombres y de 11,3 por 100.000 en las mujeres, confirmando la tendencia levemente descendente en varones y ascendente en las mujeres observada desde los años noventa. [3]

En el Reino Unido cada año se diagnostican más de 39.0000 nuevos casos de cáncer de pulmón y alrededor de 35.000 personas mueren por esta enfermedad; esto representa un número mayor de defunciones que las producidas por el cáncer colorrectal y de mama combinados. Actualmente en ese país el cáncer de pulmón ha pasado a ser también la primera causa de muerte por cáncer en el sexo femenino, algo que no ocurría hace unos pocos años atrás. [5]

Al igual que para el resto del mundo, el cáncer de pulmón, es un significativo problema de salud en Cuba y constituye la primera causa de muerte entre todos los tumores malignos; elevándose a 23 729 las defunciones asociadas a estas enfermedades tumorales en el 2014. Dentro de estas defunciones, los tumores malignos de tráquea, bronquios, pulmón y pleura, ocasionan 2 819 muertes, para una tasa de 48.8% por 100 000 habitantes. [6]

En el momento del diagnóstico más del 40% de los pacientes tienen enfermedad avanzada, debido a la poca percepción de los síntomas y a lo tardío que acuden a los servicios de salud. En este estadio las posibilidades de curación son escasas, con una supervivencia y un pronóstico global malo. Por lo que su letalidad es extraordinariamente elevada. [7-8]

Un grupo importante de estos enfermos se presentan clínicamente con un derrame pleural recidivante o recurrente (DPR) que es aquel en el cual se reproduce el líquido posterior a la primera punción en breve tiempo. Para el diagnóstico etiológico se requiere de una citología de líquido y/o una histología de pleura positiva que confirme su malignidad. Esta entidad puede verse hasta en un 15% de todos aquellos pacientes con enfermedades neoplásicas. Su aparición es un signo de enfermedad avanzada, ya que implica la afectación del espacio pleural por parte de dicho proceso maligno, augurando un mal pronóstico y habitualmente implica una supervivencia de unos pocos meses. [9]

El derrame pleural se caracteriza por: dolor pleurítico, tos y disnea; esta última puede llegar a ser importante, mermando claramente la calidad de vida del paciente. Este síntoma dependerá de la cantidad de líquido pleural, de la reserva pulmonar funcional y de la existencia de afectación tumoral contra lateral. [10-11-12]

Los derrames pleurales malignos han aumentado su incidencia en los últimos años producto del aumento de casos de neoplasias pulmonares en hombres y de mama en las mujeres. [10] Actualmente se estima que el derrame pleural maligno sea la causa más común de exudados hemorrágicos en pacientes mayores de 60 años, con más del 95% en su incidencia. [13]

En revistas médicas publicadas en Estados Unidos los derrames pleurales malignos, representan entre el 15 y el 35% del total de las pleuresías diagnosticadas. [10]

En estudios de Macías JR y colaboradores realizados en México, sobre Causa y Prevalencia del derrame pleural se encontraron 400 casos por cada 100 000 habitantes al año. La etiología maligna fue la causa más frecuente, con un 43.5%. **(14)**

La media de supervivencia tras el diagnóstico es aproximadamente de 4 a 6 meses, aunque depende de la variante histológica, del grado de diferenciación y del estadio. De acuerdo con la International Association for the Study of Lung Cáncer (IASLC), la diseminación pleural del cáncer de pulmón se ha clasificado recientemente como M1a categorizándose como enfermedad en estadio IV 7. [10]

El tiempo de supervivencia más corto se ha observado con los DPM secundarios al cáncer de pulmón y el más prolongado con el cáncer de ovario, mientras que los DPM debidos a tumores de origen desconocido tienen una supervivencia intermedia. [10]

Prácticamente cualquier tumor maligno puede producir durante su evolución derrame pleural. El cáncer de pulmón es el tumor que más frecuentemente metastiza a pleura, llegando a representar un (50%). Dentro de estos, están los tumores epiteliales que se clasifican según su localización en centrales y periféricos. Los primeros representados por el carcinoma escamoso o epidermoide, tumores microcíticos y el carcinoide, donde el mecanismo de producción del derrame está dado por una alteración del drenaje linfático ya sea por la propia tumoración o por los ganglios que la caracterizan, comprimiendo directamente o invadiendo la circulación linfática. No así las tumoraciones periféricas representadas por el adenocarcinoma y el de células grandes donde el aumento de la permeabilidad capilar y mesoteliar son los mecanismos implicados en la génesis del derrame. [15-16)

También existen tumores primarios de pleura que representan alrededor del 10% de todos los derrames pleurales maligno, siendo el mesotelioma el tipo predominante (90%). [10] Es un tumor agresivo resistente al tratamiento cuya incidencia se ha incrementado en todos los países. Está ligado íntimamente al uso del asbesto en el mundo. Aumentando la demanda de esta sustancia después de la segunda guerra mundial, en relación a la industrialización de los países, lo que explica el incremento de la incidencia del mesotelioma pleural en ellos, y más tarde la trasferencia de este padecimiento a los países subdesarrollados. [17]

También existen los derrames pleurales malignos de naturaleza metastásica provocados por la diseminación hematolinfática; en la mujer los tumores de mama y de ovario y en ambos sexos los tumores del tracto genitourinario y gastrointestinal. Les siguen en frecuencia los linfomas (tanto Hodgkin como no Hodgkin). [10]

Por lo expresado es difícil el manejo de estos enfermos con derrame pleural maligno y se requiere de alternativas en su tratamiento, viéndose necesario la realización de un proceder que evite la reaparición de líquido pleural, siendo la pleurodesis el método más utilizado.

La pleurodesis es el proceso por el cual se induce la unión fibrosa entre la capa visceral y la parietal de la pleura mediante introducción en la cavidad pleural de algún agente sinfisiante. La instilación de estos agentes en el espacio pleural provoca primero una inflamación aguda, que posteriormente conduce a la producción de una densa fibrosis. Este proceso lo lleva a cabo una serie de mediadores que propician la llegada a la cavidad pleural primero de neutrófilos y posteriormente de fibroblastos, garantizando la unión. [18]

Existen varios tipos de pleurodesis: las inducidas por estímulos naturales, de tipo infeccioso, inflamatorio y traumática; por introducción de sustancias a la cavidad pleural (antisépticos, antitumorales, antipalúdicos entre otros) conocida como pleurodesis química y el procedimiento quirúrgico sobre la hoja pleural llamada pleurodesis quirúrgica. Con este proceder se pretende prevenir la recurrencia del derrame y mejorar la disnea.

La pleurodesis química es el tratamiento de elección, por ser un método sencillo, poco cruento, menos costoso y con pocas complicaciones. [18]

Las formas de acceder al espacio pleural y aplicar la pleurodesis química se puede realizar a través de diferentes técnicas: Las toracocentesis seriadas, la colocación de sondas pleural o la realización de videotoracoscopia. [18]

La toracocentesis es el método con el que contamos en nuestro hospital para acceder a la cavidad pleural y así evacuar el derrame maligno y posteriormente introducir el agente sinfisiante.

Hay indicios experimentales y la experiencia clínica también parece apoyarlos, que sugieren que la aplicación intrapleural de sustancias sinfisiantes en los derrames pleurales malignos induce no sólo la formación de adherencias firmes entre la pleura parietal y la visceral (pleurodesis) encaminadas a impedir la reacumulación del líquido en la cavidad pleural y el consiguiente colapso pulmonar, sino también un posible efecto frenador de la actividad tumoral dentro del espacio pleural, donde el agente sinfisante contacta directamente con las células neoplásicas. [19]

El agente sinfisiante ideal será aquel que sea bien tolerado, exento de complicaciones con pocos efectos adversos tras su aplicación, barato y que evite la recidiva del derrame. [18] De todas las sustancias descritas decidimos utilizar la bleomicina y el yodo povidona.

Situación Problémica

El manejo del derrame pleural recidivante maligno (DPRM) constituye una problemática para la expectativa de vida de nuestros enfermos. Su presencia habla de una enfermedad neoplásica avanzada, donde un tratamiento curativo no es posible. Por ello la motivación a realizar este estudio entre dos sustancias sinfisiantes después de su aplicación intrapleural.

Teniendo en cuenta lo expresado, surgen las siguientes interrogantes:

¿Mejorarán clínica-radiológicamente los pacientes con derrame pleural recidivante maligno después del uso de sustancias sinfisiantes?

¿Con cuál de los agentes utilizados se obtuvo una mejor respuesta?

OBJETIVOS

Objetivo General:

Describir la respuesta clínica y radiológica de los enfermos con derrame pleural recidivante maligno después del uso de agentes sinfisiantes.

Objetivos Específicos:

1. Caracterizar los pacientes según variables socio-demográficas.

2. Distribuir los pacientes según: aspecto del líquido, localización y cuantía del derrame.

3. Evaluar la respuesta clínica radiológica de los pacientes tratados con las sustancias sinfisiantes.

4. Describir las reacciones adversas presentes.

Marco Teórico

La pleura es una membrana serosa de origen mesodérmico, [20] que normalmente es una fina lámina lisa, húmeda, deslizante y semitransparente, que recubre el pulmón, pared costal, diafragma y estructuras mediastínicas. [21-22] La superficie pleural puede llegar a alcanzar en cada lado hasta 2.000 cm^2 en un adulto de 70 kg. [23] La pleura está anatómicamente dividida en: la pleura visceral (recubre el pulmón y sus cisuras interlobares) y la parietal (más compleja anatómicamente que la visceral; recubre las paredes torácicas y caras laterales del mediastino). [24] Ambas hojas pleurales se unen en el hilio pulmonar, bajo el cual se localiza el ligamento pulmonar, formado por reflexión de las hojas pleurales hacia el diafragma. La pleura visceral se invagina hacia el pulmón subyacente formando las cisuras que dividen al pulmón en lóbulos más o menos individualizados según la profundidad de la cisura. La pleura parietal presenta unas reflexiones, o zonas de transición entre las distintas áreas pleurales, a nivel costodiafragmático, costomediastínico, mediastínico-diafragmático y vértice. Así se forman unos fondos de saco como son los senos costodiafragmáticos o costofrénicos, los senos cardiofrénicos y los costomediastínicos. [25] Entre las dos hojas pleurales queda un espacio cerrado, denominado espacio o cavidad pleural, de aproximadamente 10-20 mm de ancho y cuyo interior contiene en condiciones fisiológicas una pequeña cantidad de líquido pleural (0,1-0,2 ml/kg de peso corporal, en cada hemitórax) que lubrica y mantiene independientes ambas membranas pleurales. [26]

Este líquido es un ultrafiltrado del plasma, resultado de la filtración y reabsorción pleural (fig.1). El volumen total aproximado en cada hemitórax es de 0,13 ± 0,06 ml/kg de peso corporal [27] y la tasa de producción y reabsorción es de unos pocos mililitros al día. [28] Las dos mucosas actúan como membranas semipermeables, de manera que la concentración en el líquido pleural de moléculas de pequeño tamaño como la glucosa es similar a la del plasma, mientras que la concentración de macromoléculas como la albúmina es considerablemente menor que en el plasma. [29] Cuando en el espacio pleural existe un acúmulo anormal de líquido debido a una alteración en cualquiera de los mecanismos que regulan la producción y reabsorción de líquido se produce el derrame pleural.

Figura. 1 Representación de la filtración y reabsorción del plasma a través de las hojas pleurales.

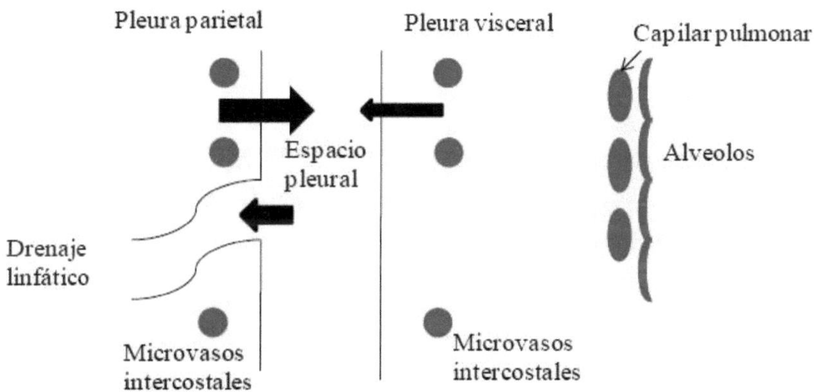

Varios son los mecanismos por los cuales se produce un derrame pleural: [30]

1. **Por aumento en la producción de líquido**

   ✓ Aumento de la permeabilidad capilar a nivel de la pleura, por una patología propia, ya sea de causa infecciosa, neoplásica, o inmunológica originando exudados.

   ✓ Aumento de la presión hidrostática a nivel de los capilares de la circulación pulmonar, como ocurre en la insuficiencia cardiaca, dando lugar a trasudados.

   ✓ Disminución de la presión intrapleural, como sucede en la atelectasia pulmonar masiva. Por sí solo produce un derrame pequeño.

   ✓ Disminución de la presión oncótica en los capilares, como ocurre cuando existe hipoproteinemia (hipoalbuminemia), independientemente de su causa, dando origen a trasudados.

   ✓ Por contigüidad desde la cavidad peritoneal a través de los linfáticos diafragmáticos o de pequeños defectos del diafragma, como se produce en la ascitis. Las características del líquido pleural son iguales a la del líquido ascítico.

2. **Por disminución de la reabsorción**

   ✓ Elevación de la presión venosa sistémica

   ✓ Obstrucción del drenaje linfático ya sea por bloqueo de los ganglios linfáticos subpleurales o mediastínicos, como ocurre en las neoplasias, o por rotura del conducto torácico, como sucede en los linfomas y traumatismos. Puede producir trasudados, exudados o quilotórax.

Los derrames pleurales se diferencian entre trasudados y exudados; la diferenciación entre trasudados y exudados se considera el paso inicial en el diagnóstico etiológico de cualquier derrame pleural. Los primeros resultan de un desequilibrio entre las fuerzas hidrostáticas y oncóticas en la circulación pulmonar o sistémica, mientras que los segundos se producen por un aumento de la permeabilidad vascular. Los trasudados se deben mayoritariamente a insuficiencia cardiaca (80%) y, en menor medida, a cirrosis hepática. Habitualmente no son necesarios otros procedimientos diagnósticos adicionales. Por el contrario, los exudados precisan de una evaluación diagnóstica más extensa ya que pueden tener numerosas etiologías. [12] No obstante, en el 80% de ocasiones el exudado es secundario aun cáncer, neumonía, tuberculosis o pleuro-pericarditis vírica. En la práctica clínica se diferencian los exudados de los trasudados mediante los criterios de Light, según los cuales un derrame pleural es exudado cuando cumple una o más de las siguientes condiciones: [31]

- ✓ Cociente de proteínas entre el líquido pleural y el suero superior a 0,5.

- ✓ Cociente de lactato deshidrogenasa (LDH) entre líquido pleural y suero superior a 0,6.

- ✓ LDH del líquido pleural superior a 2/3 del límite superior de la normalidad de la LDH sérica.

Una de las causas más frecuentes de derrame pleural es la afectación tumoral de la pleura, con la consiguiente producción del derrame pleural maligno, [10] el cual supone entre el 15 y el 35% de todos los DP y es una de las principales causas de exudado pleural, aunque también hay que tener en cuenta que puede haber afectación neoplásica de la pleura sin derrame pleural. La mediana de supervivencia suele oscilar entre 4 y 6 meses. La mayoría de los derrames pleurales malignos son producidos por metástasis pleurales, sobre todo de tumores pulmonares y mama.

Dependiendo de la exposición a asbesto, el mesotelioma puede ser la tercera causa de este tipo de derrame, pero también hay que considerar el linfoma y los tumores de ovario, entre otros. El principal mecanismo de producción de derrame pleural maligno es el aumento de la permeabilidad vascular, frecuentemente asociado a la obstrucción del drenaje linfático a nivel pleural y/o mediastínico, aunque también se puede producir por causas en las que no hay infiltración pleural directa por el tumor, tales como neumonitis obstructiva o atelectasia, embolismo pulmonar, bloqueo linfático mediastínico, obstrucción del conducto torácico (quilotórax), síndrome de vena cava superior, afectación tumoral del pericardio, síndrome post-radio/quimioterapia o hipoalbuminemia. [32-33]

La presencia de un derrame pleural maligno implica la existencia de una enfermedad neoplásica avanzada, en la que un tratamiento curativo no es posible; por tanto, la terapia se orienta a paliar los síntomas y a controlar el derrame pleural. Varias son las opciones que se plantean en el manejo del derrame pleural maligno:

1. Terapia sistémica: la quimioterapia puede ser efectiva para controlar el derrame pleural maligno asociado a linfoma, carcinoma de pulmón de células pequeñas y cáncer de mama. No obstante, se recomienda aplicar precozmente pleurodesis si el DP recidiva rápidamente, con objeto de evitar el deterioro del paciente o el desarrollo de un pulmón atrapado, que impediría la reexpansión pulmonar y la sínfisis entre la pleura visceral y parietal.

2. Toracentesis evacuadora: debe realizarse con carácter urgente en pacientes con derrame pleural masivo y desplazamiento contralateral del mediastino, pero la evacuación debe efectuarse lentamente para evitar edema pulmonar de reexpansión (edema ex vacuo). Hay que ser especialmente cautelosos si el mediastino está centrado con un derrame pleural masivo, y en estos casos es recomendable monitorizar la presión pleural durante la evacuación del líquido. [34] No se recomienda aplicarla como única medida terapéutica para

el control del derrame pleural maligno, salvo en pacientes con corta expectativa de vida (menor de un mes), y es preferible optar por la colocación de un catéter fino (10-14 F), con aplicación de pleurodesis si el pulmón no está atrapado. [35]

3. Pleurodesis: mediante la aplicación intrapleural de un agente irritante se provoca una intensa inflamación que conduce a fibrosis, sínfisis entre pleura visceral y parietal y obliteración del espacio pleural. Para su indicación se requiere [33] que el derrame pleural sea sintomático (principalmente disnea) y muestre tendencia a la recidiva tras toracentesis evacuadora, un índice de Karnofsky mayor de 40 y que el pulmón sea reexpandible tras una toracentesis terapéutica, descartándose obstrucción bronquial proximal y/o pulmón atrapado. [36-37]

4. Catéter intrapleural permanente conectable a frasco de vacío: en los últimos años se ha popularizado el uso de estos catéteres para el control de los derrames pleurales malignos, incluso como alternativa a la pleurodesis química. [38-39] Su colocación está especialmente indicada en pacientes con pulmón atrapado, o en aquellos con corta expectativa de vida o en los que ha fallado un intento previo de pleurodesis. [40] Sus principales problemas radican en el costo del sistema, riesgo de infección, invasión neoplásica de la zona de inserción y pérdida crónica de proteínas por las evacuaciones repetidas del LP.

5. Pleurectomía: Puede plantearse en casos muy excepcionales, especialmente en mesotelioma y en pacientes con buen estado general con fallo de la pleurodesis. Se realiza con cirugía vídeo-toracoscópica. Es un procedimiento muy invasivo y con importante morbilidad. [12]

Dentro de este esquema paliativo, la pleurodesis química es el método más comúnmente usado, y es considerada la mejor terapia paliativa para el tratamiento de los derrames pleurales malignos recurrentes. [18]

La intensidad de la respuesta al agente sinfisante está relacionada con la proporción de mesotelio preservado en la pleura tras la invasión por los implantes tumorales,

[41] lo que una vez más subraya el papel central de la célula mesotelial en la regulación de todos los procesos que afectan a la cavidad pleural.

La inflamación en el espacio pleural puede iniciar a través de la introducción de aire, sangre, organismos y otras partículas o incluso por rotura mecánica de la monocapa de células mesoteliales. [42-43] Durante este proceso inflamatorio aumenta el número de células mesoteliales a consecuencia de la intensa respuesta a factores de crecimiento y de proliferación. [44-45] La pleura participa en la respuesta inmunológica e inflamatoria ante cualquier estímulo que afecte a la cavidad o a sus estructuras vecinas. Varios son los tipos celulares implicados en la inflamación de la pleura, entre ellos se encuentra: las células mesoteliales están implicadas en diversas funciones como la reparación celular, la regulación de la migración celular, el equilibrio coagulación fibrinólisis, la proliferación celular y la fibrogénesis. [46-47] Son también capaces de sintetizar colágeno, elastina, laminina, proteoglicanos, además pueden liberar, cuando son estimuladas, varias citoquinas relacionadas con la inflamación. [48] Estas células activadas producen factores quimiotácticos para neutrófilos y monocitos, como la interleuquina-8 [49-50] y la proteína quimiotáctica para monocitos (MCP-1). Además, expresan algunas proteínas de adhesión, como las integrinas, moléculas de adhesión intracelular (ICAM1) y moléculas de adhesión vascular (VCAM1) [51] que actúan en la organización y movimiento de los leucocitos en el interior de los capilares y en la migración hacia el sitio de la inflamación. Están implicadas en la regulación de la coagulación y fibrinolisis [52] y producen receptores de la actividad plasminogénica de uroquinasa, factor mediador de actividades fibrinolíticas y de proliferación celular. [53] También producen el factor de crecimiento vascular endotelial (VEGF), responsable en gran medida del aumento de permeabilidad que conduce al desarrollo de derrame pleural, especialmente en los derrames malignos. También participan en diversos procesos implicados en la presentación de antígeno. [54] Otro aspecto de especial interés atribuido a las células mesoteliales es el papel defensivo que pueden jugar contra la implantación de metástasis pleurales. [55]

Otro grupo celular implicado son los neutrófilos los cuales son las primeras células en responder durante la inflamación, formando la primera línea de defensa contra organismos invasores o partículas tales como el asbesto. Su principal función en el espacio pleural es la fagocitosis y la eliminación de patógenos. [56] Entran en el espacio pleural vía diapédesis a través de la monocapa pleural. En condiciones normales, se encuentran en bajo número en dicho espacio, pero cuando detectan inflamación se produce un rápido reclutamiento.

Los eosinófilos juegan un papel importante en la patogénesis de respuestas idiopáticas o alérgicas al daño pleural, enfermedades por parásitos, presencia de aire o sangre en el espacio pleural y en respuesta a ciertas drogas. [57]

Los fibroblastos pulmonares, aunque no en grandes cantidades, se exponen a menudo al ambiente del espacio pleural cuando hay alteración de la capa de células mesoteliales. [58] Son capaces de sintetizar colágeno y liberar quimiocinas que perpetúan el proceso inflamatorio. Entre los potentes mitógenos para fibroblastos se incluyen el factor de crecimiento derivado de plaquetas (PDGF), bFGF, factor de crecimiento epitelial (EGF) e inhibidores de crecimiento como la prostaglandina E (PGE2) que son producidos por células mesoteliales. [59]

Esta inflamación ocurre en una secuencia de eventos, comenzando por un aumento de la permeabilidad capilar; dicho fenómeno es el más precoz en la respuesta inflamatoria que ocurre por la activación del mesotelio y producción de citoquinas, histaminas y leucotrienos que determinan la migración celular y el exudado de proteínas a la cavidad pleural. [60] A continuación se produce una activación de la capa intersticial submesotelial, de donde proviene el estímulo fibroblástico de reparación de tejido. En este proceso participan activamente diversas citoquinas, como el VEGF; esta citoquina es un potente inductor de la permeabilidad vascular y juega un importante papel en la formación del derrame [61-62] y por ello se ha planteado como futura terapia de control de derrames el uso de inhibidores de VEGF. [63] Entre los eventos de fase aguda en la inflamación de la cavidad pleural, la activación mesotelial y submesotelial promueven la proliferación celular y la angiogénesis por estímulo de FGF. [64]

Como resultado de la inflamación pleural se produce la restauración de una monocapa mesotelial sin presencia de remodelación ni fibrosis, indicando que la curación ha sido completa o el desarrollo de adherencias múltiples, fibrosis y pérdida de la integridad de la membrana, con obliteración del espacio pleural.

Durante la pleurodesis ligado al proceso de inflamación antes mencionado también se lleva a cabo la activación de la cascada de la coagulación, con marcada inhibición de fibrinólisis intrapleural. Esto conduce a la formación de enlaces fibrinosos entre la pleura visceral y parietal que posteriormente conducen a la fibrosis pleural.

La coagulación juega un papel importante en la resolución de los derrames pleurales. [65] La principal actividad pro-coagulante presente en los derrames pleurales está mediada por el factor tisular. [66] Este se origina probamente en células residentes del compartimento pleural (macrófagos, células mesoteliales y fibroblastos). Se ha observado que los niveles apreciables de sustratos de la coagulación como el fibrinógeno, así como la coagulación iniciada por el factor tisular asociado al factor VIIa, pueden ser amplificadas en la cavidad pleural. [67]

Cuando la coagulación intrapleural se activa por estímulos químicos o inflamatorios, el fibrinógeno se convierte en fibrina, formándose la nueva matriz intrapleural transitoria. [68]

Para la realización de la pleurodesis han sido numerosas las sustancias empleadas con el objetivo de lograr la sínfisis pleural y obliterar el espacio ocupado por el derrame. Spengler utilizó soluciones de nitrato de plata y glucosa durante la primera década del siglo XX y desde entonces se han utilizado diversas sustancias que se puede clasificar de la siguiente manera: [18, 69]

1. Agentes citostáticos: controlan el derrame pleural maligno por reducción del volumen del tumor, aunque también pueden actuar provocando una inflamación inespecífica. A su vez pueden ser:

   ✓ Isótopos radioactivos: Oro coloidal radioactivo, albúmina sérica, Y 90 e I-131.

✓ Quimioterapéuticos: Mostaza Nitrogenada (HN-2), Thio-Tepa, Adriamicina, Citarabina, Fluorouracilo, Vincristina y Paclitaxel.

2. Agente sinfisantes o esclerosantes: provocan la adhesión entre las dos capas pleurales a través de una intensa inflamación. A su vez pueden ser:

   ✓ Antibióticos: Tetraciclina, Bleomicina, Oxitetraciclina, Minociclina y Doxiciclina.

   ✓ Antineoplásicos: Bleomicina, Mitoxantrone, Cisplatino, Citarabina, Doxorrubicina, Etopósido, 5-fluorouracil y Mitomicina C.

   ✓ Inmunoestimuladores: Corynebacterium parvum.

   ✓ Irritantes: Talco (Trisilicato de magnesio hidratado), Nitrato de plata, yodo povidona, Quinacrina, SSF hipertónica e hidróxido de sodio.

3. Nuevos agentes: Factor de Crecimiento Transformante (TGF-β1).

Para algunos autores el talco es el agente de elección para la pleurodesis, y con objeto de minimizar el riesgo de complicaciones se requiere que esté libre de contaminantes (asbesto y otros) y que el tamaño de sus partículas sea superior a 15 µm. Puede aplicarse en suspensión (en suero fisiológico) a través de la pleurodesis médica o quirúrgica. Como alternativa se emplean otros agentes entre ellos se encuentran la bleomicina y el yodo povidona. [18-70]

El yodo povidona se presenta en una solución de povidona y yodo molecular generalmente a un 10 % con un ph aproximado entre 4.5 y 5.5. La povidona es un polímero soluble en agua, formado por cadenas de múltiples vinilpirrolidonas y fisiológicamente aceptable tanto para los seres humanos como para otros animales; es capaz de combinarse con el yodo y de esta manera volverlo soluble. Con esta acción se obtiene un producto final en el cual se encuentran aún presentes como yodo utilizable las dos terceras partes en la cantidad del complejo. El resto del yodo se encuentra presente esencialmente como ion inorgánico de yodo y una pequeña cantidad se combina orgánicamente. Estas dos últimas formas no producen yodo utilizable. Al constituirse esta molécula estable en caso de ser absorbida, no se une a las proteínas plasmáticas y es eliminado íntegramente por el riñón. [71-72]

El yodo es utilizado diluyendo 20 ml de yodo povidona en 80 ml a 100 ml de Suero Fisiológico (SF) 0.9% o diluyendo 20 ml de yodo povidona en 10 ml de lidocaína al 1%, agregándole de 30 a 40ml de SF 0.9% e instilar la forma preparada escogida en la cavidad pleural hasta conseguir la sínfisis pleural. [73] Las reacciones adversas más comunes son ardor local, dolor de intensidad variable y efectos vagales, aunque se han descrito otras tan severas como infrecuentes, donde se ha descrito la pérdida severa de la visión posterior a la instilación de la solución yodada en la cavidad pleural con el objetivo de la sínfisis pleural. [75] Esta es una de las sustancias más efectivas y utilizadas para la realización de la pleurodesis, algunos autores plantean que su efectividad es del 75% en la segunda sesión de pleurodesis y de un 90% en la tercera sesión. [74]

La bleomicina (sulfato de bleomicina) pertenece al grupo de antibiótico, con uso como agente citostático de las bleomicinas; este es un grupo importante de agentes antineoplásicos, descubiertos por Umezawa y colaboradores como producto de fermentación de Streptomyces verticillus. El medicamento utilizado en seres humanos es una mezcla de dos péptidos quelantes de cobre, bleomicinas A_2 y B_2. Los fármacos de esta categoría difieren solamente en su amino terminal, que puede ser alterado al agregar algunas aminas al medio de fermentación.

Las bleomicinas han despertado interés por su notable actividad antitumoral contra varios tipos de tumores en los que se incluyen los de pulmón, y por su novedosa capacidad de desdoblar ADN.

Las bleomicinas son glucopéptidos básicos hidrosolubles. El centro de la molécula de bleomicina es una estructura compleja ligada al metal, que contiene un cromóforo pirimidínico unido a propionamida, una cadena lateral /S-aminoalanina amida, y los azúcares L-gulosa y 3-0 carbamoil-D-manosa. Unidos al núcleo están una cadena tripeptídica y un ácido bitiazol carboxílico terminal; este último segmento se liga al ADN. Las bleomicinas forman complejos equimolares con diversos metales, como cobre y hierro. [75]

Este grupo de medicamento tiene diversas propiedades bioquímicas interesantes, pero su acción citotóxica es consecuencia de su facultad de fragmentar el ADN. Los estudios in vitro indican que causan acumulación de células en la fase G_2 de su ciclo, y muchas de éstas muestran aberraciones cromosómicas que incluyen roturas de cromátides, huecos y fragmentos, así como translocaciones.

La bleomicina causa rotura de ADN al interactuar con oxígeno y hierro. En presencia de oxígeno y un agente reductor, el complejo metal-fármaco se activa y actúa mecánicamente en la forma de oxidasa ferrosa, y de este modo transfiere electrones del hierro al oxígeno molecular para producir especies activadas de dicho gas. Se ha demostrado también que los complejos de metal y bleomicina se activan por la acción con la enzima flavínica reductasa de citocromo P_{450}-NADPH. La bleomicina se liga a ADN a través de su péptido amino terminal y el complejo activado genera radicales libres que se encargan de la rotura de la cadena de ADN. La bleomicina es degradada por una hidrolasa que aparece en tejidos normales diversos, como el hígado; la actividad de hidrolasa es pequeña en piel y pulmones. Algunas células resistentes a este antibiótico contienen niveles altos de actividad de hidrolasa. En otras líneas celulares resistentes, otros mecanismos, como la intensificación de la capacidad para reparar DNA, pueden culminar en resistencia.

Su utilización durante la pleurodesis tiene dos objetivos, actuar sobre las células neoplásicas y producir la sínfisis pleural teniendo en cuenta su poder irritante a punto de partida de su ph que es aproximadamente 4.5.

La eficacia de la pleurodesis con bleomicina es alta. Su inconveniente principal radica en dos aristas: se absorbe por vía sistémica y el costo de 60 UI es de 1140 $ dólares. Su forma de utilización es calculando la dosis a 10-20 UI/m^2 de superficie corporal y luego instilar intrapleural diluido en 50 ml a 100 ml de SF 0.9% o 60 UI diluidas en 50 ml a 100 ml de SF 0.9%, y con un estricto control de la función renal a través de la creatinina. [18-76]

Sus principales reacciones adversas son la mielosupresión, hiperpigmentación de la piel, hiperqueratosis, eritema e incluso úlceras. La reacción adversa más grave a la bleomicina es la toxicosis pulmonar, que comienza con tos seca, estertores finos e infiltrados difusos en vasos pulmonares según la imagen radiográfica y puede evolucionar a fibrosis pulmonar mortal. Los cambios radiográficos pueden ser idénticos a los de infección o tumor intersticiales, y evolucionar hasta formar cavidades, atelectasia o colapso lobular e incluso consolidación. Se ha observado que 5 a 10% de los enfermos que reciben bleomicina presentan toxicosis pulmonar de interés clínico y, en promedio, 1% fallecen de esta complicación. Casi todos los que se recuperan presentan mejoría notable de la función pulmonar, pero la fibrosis puede ser irreversible. El peligro guarda relación con la dosis total y se incrementa cuando se excede de dosis totales de 250 U, y en personas mayores de 70 años de edad o que presentan neumopatía subyacente.

Otras manifestaciones tóxicas de la bleomicina consisten en hipertermia, cefalea, náusea y vómito, así como una reacción peculiar y fulminante aguda en sujetos con linfomas, que se caracteriza por hipertermia profunda, hipotensión y colapso cardiorespiratorio sostenido; al parecer no es una reacción anafiláctica clásica, y quizá dependa de la liberación de un pirógeno endógeno. [77]

DISEÑO METODOLÓGICO

Tipo de estudio: Se realizó un estudio de intervención con la utilización de medicamento, descriptivo-prospectivo en los pacientes ingresados con derrame pleural recidivante y etiología maligna demostrada citohistológicamente en el Hospital Neumológico Benéfico Jurídico, en el periodo comprendido desde Enero del 2014 hasta Enero del 2016.

De selección de la muestra:

Quedó conformada por 30 pacientes que cumplieron los siguientes criterios.

Criterio de inclusión:

- Pacientes con DPRM con histología positiva que den su consentimiento informado a la realización del proceder (Anexo 1**).**

Criterio exclusión:

- Pacientes con hipersensibilidad conocida a los agentes sinfisiantes.

- Pacientes con estado clínico según escala de Zubrod 3 y 4 (Anexo 2) que impida la realización del proceder.

- Pacientes que abandonen o fallezcan en el transcurso del estudio.

Una vez obtenida la muestra se conformaron 2 grupos de forma aleatoria simple. Los pacientes fueron enumerados de acuerdo a su orden de selección para la asignación al grupo de tratamiento.

Grupo I: Los enfermos tratados con bleomicina.

Grupo II: Los enfermos tratados con yodo povidona.

Procedimiento:

1- Se le informó al paciente en qué consiste la toracocentesis evacuadora y la pleurodesis química, sus complicaciones y riesgos. (Anexo1)

2- Se localizó la zona a puncionar con el examen físico y la radiografía tórax postero anterior y lateral.

3- Se sentó al paciente con la espalda recta y brazos cruzados formando un ángulo de 80-90 grados con respecto al tórax para ampliar los espacios intercostales.

4- Se le administró atropina 1 ámpula (0,5mg/ml) IM 30 minutos antes del proceder para evitar el reflejo vasovagal.

5- Se desinfestó la piel con sustancias antisépticas por todo el campo.

6- Se aplicó anestesia local por planos con un ámpula de lidocaína al 2%, jeringuilla de 5 ml y aguja 26 y 21 respectivamente.

7- Se introdujo una aguja de punción de calibre 14G, 16G o tipo de bránula a llave de tres pasos y esta a su vez a un drenaje con un recipiente hasta su totalidad.

8- Una vez evacuado el pulmón se aplicó la sustancia sinfisiante: bleomicina (15mg), se administró 60 ml disuelta en 50-100ml de cloro sodio al 0,9% o yodo povidona (10%) 20 ml disuelto en 100-120 de cloro sodio al 0,9%) de manera individual de forma aleatoria creando dos grupos (I y II).

9- Se interrogó sobre el estado clínico a la culminación del proceder y se le realizó una radiografía de tórax control de forma inmediata y se siguió al enfermo según lo planteado en el (anexo 4).

<u>Fuente y Recolección de la información.</u>

La obtención de los datos de las variables que se utilizó en esta investigación fue tomada de las historias clínicas y de los informes radiográficos de los enfermos. En cuanto a la recolección de la información se utilizaron dos métodos: empírico y estadístico.

OPERACIONALIZACIÓN DE LAS VARIBLES

Variable	Tipo	Escala	Descripción	Indicador
Edad	Cuantitativa Discreta	40 - 49 años. 50 — 59 años 60 - 69 años 70 — 79 años ≥ 80 años	Teniendo en cuento los años cumplidos en el momento del ingreso. Se agruparán a conveniencia para la investigación.	Frecuencia y % según edad
Sexo	Cualitativa Nominal Dicotómica	Masculino Femenino	Según sexo biológico	Frecuencia y según sexo biológico
Localización del derrame	Cualitativa Nominal Dicotómica	Derecho izquierdo	Según el examen físico y los estudios Radiológicos	Frecuencia y % según localización.
Aspecto del líquido	Cualitativa Nominal Politómica	Seroso Fibrinoso Sanguinolento	Según el aspecto macroscópico del líquido después de la toracocentesis.	Frecuencia y % según de aspecto del líquido.
Clasificación del derrame según su cuantía	Cualitativa Ordinal	Pequeño, menor de 500ml y que borran los ángulos costo diafragmático Mediano, hasta 1500ml abarca la mitad de un campo pulmonar Grande, mayor de 1500ml ocupa todo hemitórax	Según la radiografía de tórax en sus vistas y la cuantía del líquido en ml medido después de la toracocentesis.	Frecuencia y % según volumen de líquido pleural extraído
Manifestaciones Clínicas	cualitativa nominal	Tos Disnea Dolor pleurítico Y otros.	Síntomas del enfermo evaluados al inicio y al final del tratamiento.	Frecuencia y % según manifestaciones clínicas.

Estado General	Cualitativa Ordinal Politómica	Grado 0 Grado 1 Grado 2 Grado 3 Grado 4	Se determinó según escala de Zubrod (Anexo 2).	Frecuencia y % según estado general por escala de Zubrod
Respuesta clínico radiológica	Cualitativa Nominal	Respuesta completa. Respuesta parcial. Fracaso.	Se determina según criterios internacionales de la ATS- ERS (Anexo 4)	Frecuencia y % según respuesta al tratamiento obtenida
Reacciones adversa.	Cualitativa Politómica	Inmediata Mediata Tardía.	Evento clínico que aparezca después de realizar pleurodesis química.	Frecuencia y % según reacción adversa.
			(Anexo 5)	

Método empírico.

Se confeccionó por la autora una Planilla de recolección de datos (Anexo 3) con el previo autorizo del paciente y con la máxima confidencialidad que se necesita para el estudio. Donde se recogen aspectos demográficos y clínicos: la edad en años; sexo según género: masculino y femenino, localización si derecho o izquierdo, aspecto macroscópico del líquido extraído: seroso, fibrinoso o sanguinolento, clasificación del derrame según radiografía de tórax y cuantía del líquido extraído por toracocentesis en: pequeño, mediano o de gran cuantía, manifestaciones clínicas: Dolor pleurítico, disnea y tos, estados general del paciente guiándonos con la escala de Zubrod y por último reacciones adversa presentes después del uso de los dos agentes utilizados. Para conocer el estado general del enfermo y determinar el grado de actividad, se empleó la escala de Zubrod (Anexo 2)

Las variables clínica y radiológica se evaluaron antes y después del proceder terapéutico. (Los cortes clínico - radiológico se realizaron en las primeras semanas, 21días y a los tres meses). Según los criterios internacionales de ATS-ERS [78], actualmente vigentes (Anexo 4).

Las reacciones adversas se valoraron después del proceder terapéutico. (Las mismas se dividieron según el tiempo de aparición en: inmediata, primeras 24 horas; mediata hasta siete días y tardía hasta un mes. [79] Según las Normas y Procedimientos de Trabajo del Sistema Cubano de Farmacovigilancia. (Anexo 5)

Método estadístico.

Para el procesamiento y análisis de la información obtenida de todos los casos estudiados se procesó y analizó en una base de datos automatizada en Microsoft Excel, con vaciamiento periódico por el autor, donde cada fila correspondió a un paciente y cada columna a una variable. La información se recolectó por el investigador principal quién garantizó la homogeneidad de la misma.

El informe final se confeccionó mediante el procesador de texto Word 2007 del paquete de Microsoft Office. Se utilizaron como medidas de resumen las frecuencias absolutas y los por cientos para las variables cualitativas y para establecer diferencias significativas entre ambos tratamientos se utilizó el Test de Student y opera verificar asociación significativa el Test Chi cuadrado, considerándose nivel de significación estadística ($p < 0.05$). Una vez concluido el procesamiento de los datos se realizaron tablas y gráficos que facilitaron el análisis, discusión y presentación de los resultados alcanzados.

Consideraciones éticas.

El estudio se realizó conforme a los reglamentos y principios éticos para la investigación en humanos. Se le solicitó la autorización de la Dirección del Hospital a través del Consejo Científico y Comisión de Ética Médica de la institución; explicando previamente el objetivo y los beneficios logrados. Se garantizó la confidencialidad de la información y la no divulgación. Se solicitó al paciente el consentimiento informado según el reflejado en el (Anexo 1).

<u>**Limitaciones del estudio.**</u>

Por limitaciones institucionales no contamos con otros procederes quirúrgicos que me permitan realizar la evacuación del líquido pleural y aplicar la sustancias sinfisiantes.

RESULTADOS Y DISCUSIÓN

Tabla 1. Número de enfermos con DPRM, según edad y sexo. Hospital Benéfico Jurídico. Enero 2014 a Enero 2016.

Grupos de edades en años	Sexo				Total	
	Masculino		Femenino			
	No.	%	No.	%	No.	%
40 - 59	2	6.7	4	13.3	6	20.0
60 - 69	10	33.3	8	26.7	18	60.0
70 – 79	6	20.0	-	-	6	20.0
≥ 80	-	-	-	-	-	-
Total	18	60.0	12	40.0	30	100.0

Fuente: Planilla de recolección de datos.X^2 = 5.98, p = 0.0517 > 0.05

En la tabla No.1 se realizó una distribución de los enfermos según edad y sexo, de los cuales el 60% está comprendido entre el rango de 60-69 años y el sexo que predominó fue el masculino con 18 pacientes (60%).Este comportamiento se debe a que en este sexo es mucho más frecuente los procesos anarcoproliferativos de pulmón y pleura lo cual se ha relacionado con varios factores, como son: una mayor incidencia del tabaquismo y elevada frecuencia de exposición a sustancias carcinogénicas en su vida laboral.

En literaturas revisadas vemos que alrededor del 15% de estos enfermos presentan un DPRM como debut de la enfermedad, o éste se presenta durante la evolución de la misma ubicando al enfermo en una etapa (IV).

Estos resultados están en correspondencia con otras investigaciones como la de Castelán Torres JL[80] y colaboradores, también coincide con este mismo resultado Noguera M A[81] y Giangreco M[82] donde hay un predominio significativo en el sexo masculino, y en el mismo grupo etáreo de 60-69 años.

Resultando lógico que las enfermedades malignas pleuroparenquimatosas, tanto primarias como metastásicas, aumenten su frecuencia con la edad, a medida en que aumentan los años de exposición a la adicción tabáquica y/o a los irritantes se incrementa el riesgo de estas enfermedades, por tratarse de una enfermedad compleja multifactorial en estrecha relación de los genes de predisposición con el medio ambiente.

Es de señalar que en mi muestra 12 mujeres resultaron enfermas, esto lo podemos explicar por el incremento progresivo del tabaquismo en las féminas y la incorporación de este sexo en diferentes profesiones de riesgo.

No existiendo matemáticamente una diferencia significativa en este grupo de edades entre ambos sexos, teniendo una proporción similar y al aplicar la prueba estadística de chi cuadrado resultó no significativa. $X^2 = 5.98$,

$p = 0.0517 > 0.05$

Grafico 1: Distribución de enfermos con DPRM, según aspecto macroscópico del líquido pleural y su localización. Hospital Benéfico Jurídico. Enero 2014 a Enero 2016.

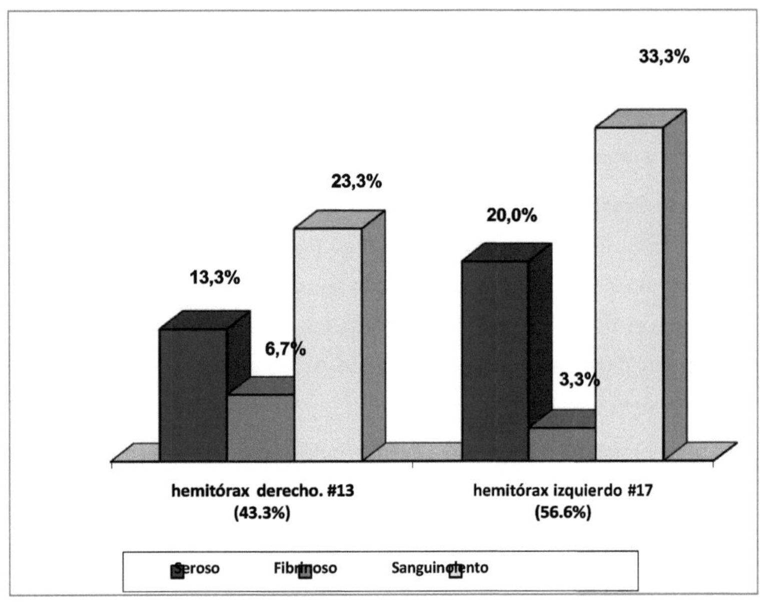

Fuente: Planilla de recolección de datos.

Grafico 2: Distribución de enfermos con DPRM, según volumen de líquido pleural extraído. Hospital Benéfico Jurídico. Enero 2014 a Enero 2016.

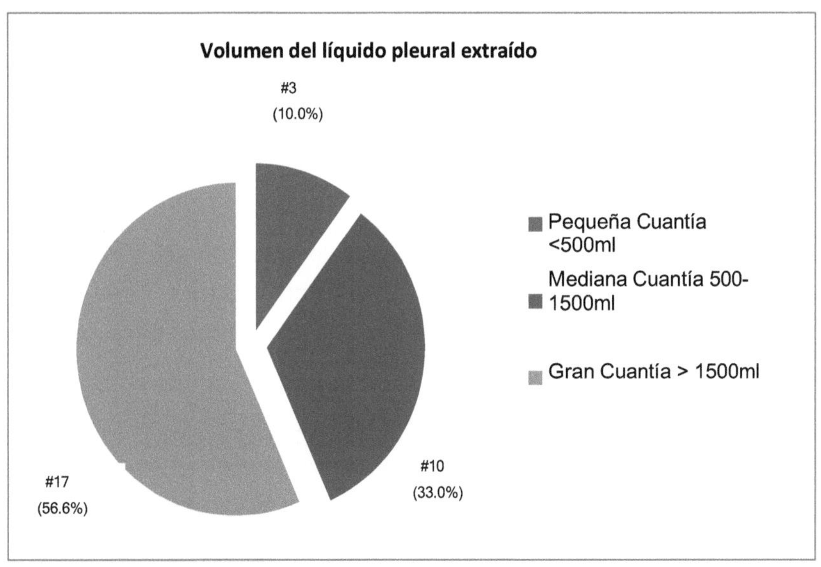

Fuente: Planilla de recolección de datos

En el gráfico No.1, podemos ver como se comportó el aspecto macroscópico del líquido pleural extraído y su localización. Predominó el derrame pleural unilateral, siendo el hemitoráx izquierdo el más afectado en 17 enfermos (56.6%), No existiendo diferencia significativa al aplicar la prueba estadística de chi cuadrado X^2 =6.98, p = 0.275 >0.05. Igual comportamiento tuvo un estudio rabdomizado, prospectivo realizados en 33 pacientes por Javier[83] y colaboradores donde existió igual predominio en su localización y el de Alberto J[84] en un estudio prospectivo realizado en el 2010 con 50 pacientes en el Servicio Autónomo Hospital Universitario de Maracaibo.

En relación con el aspecto macroscópico del líquido independientemente de su localización el (56.6%) presentó líquido sanguinolento, el (33.3%) seroso y sólo el (10.0%) fibrinoso. Como se puede apreciar del total de los pacientes evaluados el mayor porcentaje se concentra en el líquido pleural sanguinolento lo que está relacionado con los procesos anarcoproliferativo primarios o metastásicos de pleura.

La presencia de un derrame pleural recidivante con aspecto macroscópico sanguinolento o francamente hemorrágico es un signo clínico que nos apoya la hipótesis de malignidad. La angiogénesis tumoral y la irritación de los vasos de la pleura parieto-viseral son los responsables de su aparición.

En el gráfico No.2, donde se observa el volumen de líquido extraído a través de la toracentesis, podemos apreciar que solamente 3 de nuestros enfermos tenían menos de 500ml, no así los 27 restantes donde la cuantía se distribuyó entre mediana y gran cuantía.

Este comportamiento, en cuanto a magnitud del derrame pleural, también es característico de los procesos malignos. La cuantía del derrame es proporcional con el grado de síntomas que refieren los enfermos y donde la realización de un proceder evacuador es necesario para lograr alivio parcial o total de los síntomas.

Publicaciones de Villena y colaboradores coinciden con los resultados encontrados en nuestra investigación [13-15]. En donde se evidencia que los DPRM son de gran cuantía y el aspecto macroscópico del líquido es hemático.

Tabla 2. Manifestaciones Clínicas de los enfermos con DPMR, antes y después de la pleurodesis química, según grupos de estudio. Hospital Benéfico Jurídico. Enero 2014 a Enero 2016.

Manifestaciones Clínicas	Grupo I (n=15) Bleomicina		Significación (p < 0.05)	Grupo II (n=15) yodo povidona		Significación (p < 0.05)
	Antes	Después		Antes	Después	
	No %	No %		No %	No %	
Disnea	15 100.0	2 13.3	0.0003 *	15 100.0	8 53.3	0.0021 *
Tos	15 100.0	3 20.0	0.0001*	3 20.0	2 13.3	0.1684 *
Dolor pleurítico	9 60.0	8 53.3	0.1743 NS	9 60.0	5 20.0	0.0743 NS

Fuente: Planilla de recolección de datos.

* Significativo (p < 0.05 NS: No significativo (p > 0.05)

Al analizar la tabla 2 se pudo constatar que el síntoma que más aquejaban los enfermos de ambos grupos y que motivo la realización de la pleurodesis química fue la disnea (100%). Coincidiendo en el grupo I con la tos (100%) y con menos incidencia para ambos el dolor pleurítico (60%).

Una vez realizada la pleurodesis química existe una mejoría en cuanto a la percepción de los síntomas del enfermo en ambos grupos.

En el grupo I hubo mejora significativa de la disnea (13.3%), y la tos (20%), no lográndose de manera significativa en el dolor pleurítico. En los pacientes del grupo II se observó una disminución significativa solamente en la disnea (53.3%) aunque en menor frecuencia que en los pacientes del grupo I.

Estos resultados demuestran que la aplicación intrapleural con bleomicina tuvo una mejor recurrencia de los síntomas.

Conocemos que el síndrome pleural se caracteriza por disnea, tos y dolor pleurítico, sintomatología que refirieron todos nuestros enfermos. Siendo la disnea el síntoma más común de presentación referido por varias literaturas, [15-85] la que limita la actividad física del paciente.

El grado de disnea depende de la magnitud del derrame y de la reserva funcional. Además de ser un síntoma referido en función de la tolerancia del enfermo.

La presencia de líquido puede ocasionar un cuadro restrictivo, reflejando una disminución de la compliance de la pared torácica, depresión del diafragma ipsilateral, desplazamiento mediastino y reducción del volumen pulmonar.

La tendencia a nivel mundial es ofrecer procedimientos terapéuticos que constituyan una alternativa útil de tratamiento, que mejoren la calidad de vida,

La tos y el dolor pleurítico también mejoran después del procedimiento ya que desaparece la estimulación mecánica de los receptores del dolor y la tos. Lograr el alivio de estos síntomas constituye la piedra angular de la estrategia.

Resultados similares se encontraron en trabajos realizados por Castellanos [86] y colaboradores en un estudio de 116 pacientes con derrames malignos de pleura.

Tabla 3. Distribución de los enfermos con DPRM, según índice de Zubrod y resultado de la pleurodesis química en relación con los dos grupos de estudio. Hospital Benéfico Jurídico. Enero 2014 a Enero 2016.

Índice de Zubrod	Grupo I (n=15) Bleomicina				Grupo II (n=15) Yodo povidona.			
	Antes		Después		Antes		Después	
	No	%	No	%	No	%	No	%
0	0	0	4	26.6	1	6.6	2	13.3
1	5	33.3	10	66.0	6	40.0	6	40.0
2	10	66.6	1	6.6	8	53.3	7	46.6

Fuente: Planilla de recolección de datos

En la tabla # 3, uno de los elementos que se tuvo en cuenta para la valoración clínica de los pacientes fue el Índice de Zubrod, escala validada para la evaluación clínica que nos permite conocer el estado funcional del enfermo oncológico, cuyas expectativas de vida cambian en el transcurso de meses, semanas e incluso días.

Fue diseñada por el Eastern Cooperative Oncology Group (ECOG) de Estados Unidos y validada por la Organización Mundial de la Salud (OMS), publicada en 1982 por Oken. [87]

Es además una herramienta de trabajo que nos ayuda en la evaluación y pronóstico de estos pacientes. En este estudio se empleó para evaluar la respuesta clínica después de la realización de la pleurodesis química.

En los enfermos del grupo I, observamos cómo después de la aplicación intrapleural de bleomicina hubo una mejoría de sus síntomas, evaluados por esta escala. Mejorando el estado funcional de 4 pacientes los cuales pasaron al grado 0 (26.6%) y persistiendo solamente 1 enfermo en el grado 2 (6.6%).

En una publicación de enfermos con derrame pleural maligno tratados con bleomicina del Grupo Dr. Orestes [88] del Hospital Fajardo los enfermos tuvieron una similar respuesta.

En el grupo tratado con yodo povidona no logramos tal respuesta clínica, existiendo mejoría solo en 2 pacientes ubicándose en el grado 0 (13.3%).

Marta[89] y colaboradores en un estudio realizado con yodo povidona en el Hospital de Laredo en España y Alberto J[89] en un estudio prospectivo realizado en el 2010 con 50 pacientes en el Hospital Universitario de Maracaibo encontraron resultados alentadores con el empleo de esta sustancia.

Tabla 4. Respuesta clínica-radiológica de los enfermos con DPRM, según grupos de estudio. Hospital Benéfico Jurídico. Enero 2014 a Enero 2016.

Respuesta clínica radiológica	Grupo I (n=15) Bleomicina		Grupo II (n=15) Yodo povidona	
	No.	%	No.	%
Respuesta completa	10	67.0	5	33.0
Respuesta parcial	5	33.3	6	40.0
Fracaso	-	-	4	26.6
Total	15	100	15	100

Fuente: Planilla de recolección de datos. *: Significativo (p < 0.05)

Se observa en la tabla cinco como se comportó la respuesta clínica- radiológica de los enfermos, según grupos de tratamiento. El grupo de enfermos tratados con la bleomicina tuvo una respuesta completa un (67.0%) no así el yodo que sólo alcanzó un (33.0%.) A pesar que la bleomicina tuvo una mejor respuesta no hay diferencia significativa entre los dos agentes estudiados.

En la respuesta clínica radiológica parcial se pudo observar que la mayor frecuencia correspondía a los tratados con Iodo povidona, con un (40%) diferenciándose de la bleomicina que tuvo un (33%).

En el fracaso terapéutico no se presentaron pacientes en el grupo con Bleomicina, mientras que en el grupo tratado con yodo povidona se encontraron 4 pacientes (26.6%).

Al observar los datos obtenidos podemos decir que la bleomicina obtuvo mejores resultados que el yodo povidona, por presentar mayor cantidad de pacientes con respuestas completa y no tuvo ningún fracaso.

De los 4 pacientes del grupo 2 donde fue un fracaso la pleurodesis, 3 de ellos al realizarle la radiografía de tórax a la primera semana existía re-acumulación de líquido ocasionándole disnea y la tos. Y un paciente al cuarto día acudió con disnea, tos y dolor pleurítico constatando un derrame mayor del 50% del líquido inicial.

En una encuesta de cinco países de habla inglesa (Estados Unidos, Reino Unido, Canadá, Australia y Nueva Zelanda), el agente más utilizado fue la bleomicina, seguida del talco y los derivados de la tetraciclina. [76]

La bleomicina ha sido utilizada en forma extendida en nuestro medio, como uno de los agentes esclerosantes más utilizados en el mundo, alcanzando una alta respuesta. Se han realizados varios estudios mostrando resultados similares a los nuestros como el de Oreste [88] y colaboradores con 38 pacientes logrando una mejoría en un 80%. Con una tasa de éxito de 87.6% y un control total de la reaparición del derrame.

La pleurodesis con yodo-povidona es relativamente reciente en la literatura, descrita por primera vez en 1991.Teniendo una alta tasa de efectividad. La yodo-povidona se halla ampliamente distribuida en las instituciones de salud, siendo el antiséptico más comúnmente utilizado, lo cual lo hace fácilmente disponible y de bajo costo.
En un meta-análisis del 2006, demostró la eficacia y seguridad de la pleurodesis con yodo povidona sin embargo, las conclusiones fueron limitadas por el pequeño tamaño muestral.

En una revisión del Dr. Agarwal realizado con 265 pacientes, en tres instituciones de salud, tuvo resultados muy alentadores con esta sustancia sinfisiante, con una tasa de éxito en un 88.5%. Con su uso disminuyó la recidiva del derrame y tuvo una magnífica tolerancia tras su aplicación. [73]

Creo que la yodo povidona es un método de pleurodesis química igualmente efectivo y seguro, empleado en el mundo, aunque los resultados obtenidos en mi estudio no lo demuestran.

Tabla5: Distribución de pacientes con DPRM, según reacciones adversas descritas por grupos. Hospital Benéfico Jurídico. Enero 2014 a Enero 2016.

Reacciones adversas	Grupo I (n=15) Bleomicina		Grupo II (n=15) Yodo povidona	
	No	%	No.	%
Inmediata	1	6,6	2	13.3
Mediata	0	0.0	2	13.3
Tardía	0	0.0	0	0.0
Total	1	6.6	4	26.6

Fuente: Planilla de recolección de datos

La aplicación de sustancias químicas en el espacio pleural puede ser inócua para un grupo de enfermos, o resultar nocivas para otros. Esto depende de la naturaleza de la sustancia aplicada, las dosis y la respuesta de hipersensibilidad del huésped. Se considera como reacción adversa los efectos indeseables para la salud de los pacientes, y su clasificación depende del tiempo de aparición.

Como vemos en la tabla cinco solamente tuvimos un enfermo del grupo 1 con reacción adversa, obtenida de forma inmediata y caracterizada por el dolor en el sitio de punción (6.6%), la cual evolucionó favorablemente después de indicar terapia analgésica local y sistémica.

Coincide con mi resultado, los trabajos publicados por Castellano[86] y colaboradores donde se refleja que el dolor fue el síntoma más descrito después del uso de la bleomicina. Ellos describen otras reacciones adversas, como la fiebre y el eritema. Hay otras literaturas que coinciden con las reacciones adversas encontradas en nuestro estudio.

En los pacientes del grupo 2, de un total de 15 enfermos, encontramos 4 con reacciones adversas (26.6%). Clasificadas en dos inmediatas, dadas por crisis vagales y dos mediata representadas por hipertermia.

Estudios realizados por Olivares [90] y colaboradores, en 14 hospitales de Tijuana México, encontraron resultados similares tras la aplicación de yodo.

Reflejando en mi estudio que la bleomicina resultó ser mejor tolerada y con menos reacciones adversas para los enfermos tratados.

CONCLUSIONES

42

- ➢ Predominaron los pacientes del sexo masculino, con un rango de edades entre 60 - 69 años.
- ➢ La localización más frecuente del derrame pleural fue en el pulmón izquierdo, el aspecto del líquido sanguinolento y los derrames de gran cuantía.
- ➢ La pleurodesis química constituye un proceder útil en el manejo de los pacientes con DPRM, logrando una buena respuesta clínica-radiológica.
- ➢ El uso de Bleomicina intrapleural tuvo mejores resultados y menos reacciones adversas.

RECOMENDACIONES

Se deben realizar estudios comparativos con otros agentes sinfisiantes, y utilizar estos, en la realización de la pleurodesis químicas encaminadas a mejorar la evolución de estos enfermos. Implementar otras técnicas de abordaje a la cavidad pleural para el control de la recidiva del derrame.

ANEXO (1)

CONSENTIMIENTO INFORMADO.

HOJA DE CONSENTIMIENTO INFORMADO PARA PLEURODESIS QUIMICA A TRAVES DE TORACOCENTESIS.

Nombre:

Manifiesto que he sido informado/a sobre la pleurodesis que se me va a realizar, que se me ha dado la oportunidad de plantear dudas y preguntas sobre los posibles riesgos y complicaciones y que las respuestas han sido satisfactorias. La información que se obtenga será tratada como confidencial, y estará disponible sólo para personas que estén relacionadas con esta exploración o que realicen estudios relacionados con ella, salvo que yo conceda otras autorizaciones por escrito. Si los estudios que se realicen a partir de esta exploración se publicasen, en ningún caso aparecerá mi nombre o datos identificativos en los trabajos publicados.

En caso de que sufra alguna complicación como resultado de esta exploración se me aplicarán todos los cuidados necesarios. En consideración a todo lo expuesto anteriormente, doy mi consentimiento para la realización de la prueba, entendiendo que en cualquier momento puedo rechazarla sin riesgo de recibir peor atención médica por parte de los médicos del centro.

Acuso recibo de una copia de esta documentación relativa a consentimiento informado.

Firmado:

Fecha:

Firma de un testigo (puede ser uno de los miembros del equipo o la persona que obtiene el consentimiento informado).

ANEXO (2)

Escala de Zubrod.

Grado 0.

Actividad diurna completamente activo, capaz de realizar todas las actividades sin restricción.

Grado 1

Restricción de las actividades físicas enérgicas pero ambulatorias y capaces de realizar trabajos ligeros sedentarios.

Grado 2

Ambulatorio y capaz de cuidarse, pero incapaz de realizar cualquier trabajo activo, está levantado y aproximadamente más del 50% de las horas del día despierto.

Grado 3

Capaz de cuidarse solo, pero de forma limitado, confinado a la cama o a la silla un 50% de las horas del día permanece despierto.

Grado 4

Completamente inútil no puede cuidarse totalmente confinado a la cama o a la silla.

ANEXO (3)

Planilla de recolección de datos.

➢ Fecha de la pleurodesis.

➢ Nombre y apellidos del paciente.

➢ Datos socio-demográficos:

a)- Edad en años.   b-) Sexo del paciente.

------ 40-49 años.-------------------------------Femenino

------ 50-59 años.-------------------------------Masculino

- ------60-69 años.

- ------70-79 años

➢ Localización del derrame.

-------- derecho

-------- izquierdo

➢ Aspecto del líquido.

-------- seroso

-------- fibrinoso

-------- sanguinolento

.

➢ Clasificación del derrame:

- ------Pequeña cuantía

- ------Mediana cuantía

- --------Gran cuantía

- Síntomas antes y después del proceder.

  <u>Antes del proceder.</u>   <u>Después del proceder.</u>

  -------- tos. ---------------------------- tos.

  ------- disnea. ------------------------ disnea.

  ------- dolor pleurítico.----------------------- dolor pleurítico.

  ------- otros.------------------------------otros.

- Estado general del enfermo antes y después del proceder (Escala de Zubrob).

  <u>Antes del proceder.</u>   <u>Después del proceder.</u>

  ------- Grado 0------------------------- Grado 0
  ------- Grado 1------------------------- Grado 1
  ------- Grado 2------------------------- Grado 2

- Respuesta clínico-radiológica al tratamiento. Según grupo de estudio.

  Grupo I Bleomicina   Grupo II yodo povidona

  -------- Respuesta completa. ------------------ Respuesta completa.

  ------- Respuesta parcial. ----------------------Respuesta parcial.

  -------- Fracaso-------------------------------- Fracaso.

- Reacciones adversas en cada grupo.

BLEOMICINA

Inmediata: --------- fiebre, --------eritema, --------- dolor, ----------- tos,

Mediata: -------- hiperpigmetación de la piel ------------- descamación de la piel

  -------- hiperqueratosis,   ---------mielosupresión,---------Alopecia difusa

Tardía: -------- toxicosis pulmonar, ---------fibrosis pulmonar.

YODO POVIDONA.

Inmediata: -------- ardor local, --------reacción vagal, ------- prurito, ------- dolor, --------hipersensibilidad, ------------convulsiones

Mediata: ---------.acidosis metabólica, ---------hipertermia, ---------- neutropenia

Tardía: --------- Pérdida severa de la visión, --------- Alteraciones renales, --------- Hipotiroidismo, --------- Hipertiroidismo

Respuesta a la pleurodesis química clínica y radiológica según los criterios de (ATS/ERS 2000)

Respuesta completa: Alivio a largo plazo de los síntomas relacionados con el derrame, con ausencia de re acumulación de líquido pleural en la radiografía, hasta la muerte del paciente.

Respuesta parcial: disminución de la disnea relacionada con el derrame, con sólo re-acumulación parcial de líquido (menos del 50% del inicial), pero sin necesidad de toracocentesis evacuadoras hasta el fallecimiento del paciente.

Fracaso: falta de respuesta.

ANEXO (5)

Reacciones adversas, clasificación según Secuencia Temporal del Sistema Cubano de Farmacovigilancia. 2000.

Inmediata: Tiempo comprendido entre 60 minutos hasta 24 horas.

Mediata: Desde dos días hasta 6 días.

Tardías: Desde una semana hasta cuatro o más semanas.

REFERENCIAS BIBLIOGRAFICAS.

1. Longo DL, kasper DL, Jameson JL,Fausi ,AS, Hauser SL, Loscalzo J. Harrison´s Principles of Internal Medicine [book in CD ROOM]. 18 ed. New York: McGraw Hill Companies, Inc.; 2012.

2. Siegel R, Ward E, Brawley O, Jemal A. Cancer statistics, 2011: The impact ofeliminating socioeconomic and racial disparities on premature cancer deaths. CA cancer J Clin [Internet]. 2011 [citado 12 Ene 2016]; 61: [aprox. 3 p.]. Disp. en:http://www.ncbi.nlm.nih.gov/pubmed/?term=Cancer+statistics%2C+2011%3A+The+impact+of+eliminating+socioeconomic+and+racial+disparities+on+premature+cancer+deaths

3. Molina AJ, García Martínez L, Zapata Alvarado J, Alonso Orcajo N, Fernández T, Villa Vicente M, et al. Tendencia de la incidencia de cáncer de pulmón en un Área de Salud. Bronconeumologia [Internet]. 2015 [citado 12 Ene 2016]; 51(11): [aprox. 3 p.]. Disponible en:http://www.sciencedirect.com/science/article/pii/S0300289615001878

4. Tratamiento del cáncer de pulmón. [internet] Radiological Society of North America [28 may2013]; [31 may 2016]. [aprox .15p.]. Disponible en: http://www.radiologyinfo.org/sp/info.cfm?

5. NICE clinical guideline 121. Lung cáncer: the diagnosis and treatment of lung cáncer [citado en abr 2011] [42 pantallas]. Disponible en http://www.nice.org.uk/guidance/CG121

6. Dirección Nacional de Registros Médicos y Estadísticas de Salud. Anuario estadístico de salud 2014. La Habana: MINSAP; 2015

7. Lung cancer: diagnosis and management. [Internet]. Reino Unido: Lungcáncer: the diagnosis and treatment of lung cancer NIC [citado 12 Ene 2016]; .Disponible en http://www.nice.org.uk/guidance/CG121

8. . Hanno Estarriol M, Sebastián Quetglás F, Rubio Godoy M, Baldo Padró X. Diagnóstico del cáncer de pulmón. Sección de Neumología. Servicio de Cirugía Torácica y Comité de Cáncer de Pulmón. Hospital Universitario Doctor Josep Trueta. Girona. España. Jano16-22.Enero 2004. Vol LXVI No1.502.

9. L. Jiménez Hiscock, J.L. Bravo Bravo, J. Zapatero Gaviria. Diagnóstico y manejo del derrame pleural maligno. Rev Patol Respir 2007; 10(3): 140-145.

10. Lorenzo Dus MJ. Cases Viedma E. Manejo del derrame pleural maligno persistente. Med Respiratoria. 2014, 7 (1): 67-76

11. Bhatnagar. Rahul, Maskell Nick.The modern diagnosis and management of pleural Effusions Fuente: BMJ 2015; 351:h4520. disponible en : www.bmj.com/content/351/bmj.h4520

12. Seijo L, Campo A, Belén Alcaide A, Lacunz MM, Carmen Armendáriz A, Zulueta JJ. Manejo ambulatorio del derrame pleural maligno mediante colocación de un catéter de drenaje tunelizado. Departamento de Neumología. Clínica Universitaria de Navarra. España. Arch Bronconeumol 2006; 42, no12: 660 — 662.

13. Villena Garrido V, Cases Viedma E, Fernández Villar A, Pablo Gafasd A, Pérez Rodríguez E, Porcel Pérez JM. Normativa sobre el diagnóstico y tratamiento del derrame pleural. Arch Bronconeumol [Internet]. 2014 [citado 12 Ene 2016]; 50(6): [aprox. 3 p.]. Disp en: http://www.archbronconeumol.org/es/normativa-sobre el-diagnostico tratamiento/articulo/S0300289614000672/

14. Macías J R, Quintana Miguel. Causas y prevalencia del derrame pleural en el Hospital General Naval de Alta Especialidad. Med Int Mex 2012; 28(3):240-243

15. Álvarez-Sala JL.; Casan Clara P.; Rodríguez de Castro F.; Rodríguez Hermosa JL.; Villana Garrido V. Neumología Clínica. España: Editorial Elsevier.2010.

16. Rodríguez Panadero F, Borderas Naranjo F, López Mejías J. Bloqueo linfático neoplásico como causa de derrame pleural. Incidencia en una serie necrópsica. Med Clin (Barc) 1987; 89,17:725-727. Disponible en: *escuela.med.puc.cl/publ/.*

17. Rufino Echegoyen C, Rivera Rosales RM. Asbestosis y mesotelioma pleural maligno. Rev. Fac Med Mexicana [Internet] mar./abr. 2013 vol.56 no.2

18. Ibarra Pérez C. Pleurodesis in maliagnant pleural effusions. Rev Inst Nal EnfResp Mex [Internet]. 2005 [citado 23 May 2016]; 18(2): [aprox. 19 p.]. Disponible en: http://www.scielo.org.mx/pdf/iner/v18n2/v18n2a8.pdf

19. Vollenweider MA, Montes–Worboys A, Regev D, Hensel E, Najmunnisa N, Mohammed K, Antony VB. Talc exposure down–regulates BIRC5 (Survivin)

and HSP 90 gene expression in malignant mesothelioma cells in vitro. Am J Respir Crit Care Med 179; 2009.

20 Broaddus VC, Light RW. Disorders of the pleura: General principles and diagnostic approach. En: Murray JF, Nadel JA, eds. Respiratory Medicine. Second edition. Philadelphia: W.B. Saunders Company; 1994. p. 2145-63.

21 Miserocchi G, Agostoni E. Contents of the pleural space. J Appl Physiol [Internet]. 1971[citado 12 Ene 2016]; 30: [aprox. 3 p.]. Disponible en:http://www.ncbi.nlm.nih.gov/pubmed/5539885

22 Agostini E, Miserocchi G, Bonanni MV. Thickness and pressure of the pleura liquid in some mammals. Respir Physiol[Internet]. 1969 [citado 12 Ene 2016]; [aprox. 6 p.]. Disponible en: http://www.ncbi.nlm.nih.gov/pubmed/5773392

23 Sahn SA. Malignancy metastatic to the pleura. Clinics in Chest Medicine [Internet]. 1998 [citado 12 Ene 2016]; 19 (2): [aprox. 3 p.]. Disponible en:http://www.ncbi.nlm.nih.gov/pubmed/9646986

24 Wanng NS. Anatomy of the pleura. Clin Chest Med 1998, 19: p.229-240.

25 Devuyst P. Physiopathologie des affections pleurales. Rev Prat [Internet]. 1997[citado 12 Ene 2016]; 47: [aprox. 3 p.]. Disponible en: http://www.ncbi.nlm.nih.gov/pubmed/9646978

26 Gaudio E, Rendina EA, Pannarale L, Ricci C, Marinozzi G. Surface morfology of the human pleura. A scanning electron microscopic stydy. Chest [Internet]. 1988 [citado 12 Ene 2016]; 92: [aprox. 3 p.]. Disponible en: http://www.ncbi.nlm.nih.gov/pubmed/3335146

27 Noppen M. Normal volume and cellular contents of pleural fluid. Curr Opin Pulm Med [Internet]. 2001[citado 12 Ene 2016]; 7: [aprox. 3 p.]. Disponible en:http://www.ncbi.nlm.nih.gov/pubmed/14980271

28 Wiener-Kronish JP, Albertine KH, Licko V, Staub NC. Protein egress and entry rates in pleural fluid and plasma in sheep. J Appl Physiol [Internet]. 1984[citado 12 Ene 2016]; 54: [aprox. 3 p.]. Disp en: http://www.ncbi.nlm.nih.gov/pubmed/?

term=Protein+egress+and+entry+rates+in+pleural+fluid+and+plasma+in+shee
p

29 Rodríguez Panadero F, Borderas Naranjo F, López Mejías J. Bloqueo linfático neoplásico como causa de derrame pleural. Incidencia en una serie necrópsica. Med Clin (Barc) 1987 [citado 12 Ene 2016]; 89(17).

30 Bartter T, Akers S, Pratter M. The evaluation of Pleural Effusion. Chest [Internet]. 1994 [citado 12 Ene 2016]; 4: 1209-1214. [aprox. 13 p.]. Disponible en:http://journal.publications.chestnet.org/data/Journals/CHEST/21701/1209. Pdf

31 Bielsa S, Porcel JM, Castellote J, Mas E, Esquerda A, Light RW. Solving light's criteria misclassification rate of cardiac and hepatic transudates. Respirology [Internet]. 2012 [citado 12 Ene 2016]; 17: [aprox. 3 p.]. Disp en: http://www.ncbi.nlm.nih.gov/pubmed/22372660

32 Havelock T, Tech R, Laws D, Gleeson F. Pleural procedures and thoracic ultrasound: British Thoracic Society pleural disease guideline 2010. Thorax [Internet]. 2010 [citado 12 Ene 2016]; 65 (Suppl 2): [aprox. 3 p.]. Disponible en: http://www.ncbi.nlm.nih.gov/pubmed/?term=Pleural+procedures+and+thoracic+ ultrasound%3 A+British+Thoracic+Society+pleural+disease+guideline+2010

33 Rodríguez Panadero F, Romero Romero B. Management of malignant pleural effusions. Curr Opin Pulm Med. 2011; 17:269–73.

34 Villena V, López-Encuentra A, Pozo F, de-Pablo A, Martín-Escribano P. Measure-ment of pleural pressure during therapeutic thoracentesis. Am J Respir Crit CareMed. 2000; 162:1534–8.32.

35 Roberts ME, Neville E, Berrisford RG, Antunes G, Ali NJ. Management of a malignant pleural effusion: British Thoracic Society Pleural Disease Guideline 2010.Thorax [Internet]. 2010 [citado 12 Ene 2016]; 65 Suppl 2: [aprox. 32 p.]. Disponible en: http://thorax.bmj.com/content/65/Suppl_2/ii32.full

36 Rodríguez Panadero F, Borderas Naranjo F, López Mejías J. Bloqueo linfático neoplásico como causa de derrame pleural. Incidencia en una serie necrópsica.

Med Clin [Internet]. 1987 [citado 12 Ene 2016]; 89,17: [aprox. 3 p.]. Disp en:http://www.ncbi.nlm.nih.gov/pubmed/?term=Bloqueo+linf%C3% A1tico+neopl %C3%A1sico+como+causa+de+derrame+pleural.+Incidencia +en+una+serie+n ecr%C3%B3psica

37 Maskell NA, Lee YC, Gleeson FV, Hedley EL, Pengelly G, Davies RJ. Randomized trials describing lung inflammation after pleurodesis with talc of varying particlesize. Am J Respir Crit Care Med [Internet]. 2004 [citado 12 Ene 2016]; 170: [aprox. 3 p.]. Disp en: http://www.ncbi.nlm.nih.gov/pubmed/?term=Randomized+trials+describing+lun g+inflammation+after+pleurodesis+with+talc+of+varying+particlesize

38 GAL; Hospital General Universitario: Dr Gustavo Aledreguía Lima. [Internet]. c2016 [citado 12 Ene 2016]. León Valdivies YJ. Guías de pleurodesis médica y fibrinolisis pleural. Cienfuegos: Hospital Gustavo Aldereguía Lima. [aprox. 3 p.]. Disponible en: www.gal.sld.cu

39 Srour N, Amjadi K, Forster A, Aaron S. Management of malignant pleuraleffusions with indwelling pleural catheters or talc pleurodesis. Can Respir J [Internet]. 2013 [citado 12 Ene 2016]; 20: [aprox. 3 p.]. Disponible en: http://www.ncbi.nlm.nih.gov/pubmed/23616967

40 Freeman RK, Ascioti AJ, Mahidhara RS. A propensity-matched comparison ofpleurodesis or tunneled pleural catheter in patients undergoing diagnostic thoracoscopy for malignancy. Ann Thorac Surg [Internet]. 2013 [citado 12 Ene 2016]; 96: [aprox. 3 p.]. Disponible en: http://www.ncbi.nlm.nih.gov/pubmed/24726601

41 Myers R, Michaud G. Tunneled pleural catheters: An update for 2013. Clin ChestMed. [Internet]. 2013 [citado 12 Ene 2016]; 34: [aprox. 3 p.]. Disponible en:http://www.ncbi.nlm.nih.gov/pubmed/?term=Tunneled+pleural+catheters%3 A+An +update+for+2013

42 Cases E, Seijo L, Disdier C, Lorenzo MJ, Cordovilla R, Sanchis F, et al. Uso del drenaje pleural permanente en el manejo ambulatorio del derrame pleuralmalignorecidivante. Arch Bronconeumol [Internet]. 2009 [citado 12 Ene 2016]; 45: [aprox. 3 p.]. Disponible en:

http://www.ncbi.nlm.nih.gov/pubmed/?term=Uso+del+drenaje+pleural+permane
nte+en+el+manejo+ambulatorio+del+derrame+pleural+malignorecidivante

43 Antony VB, Nasreen N, Mohammed KA, Sriram PS, Frank W, Schoenfeld N, Loddenkemper R. Talc Pleurodesis: Basic fibroblast growth factor mediates talc pleurodesis. Chest[Internet]. 2004 [citado 12 Ene 2016]; 126,5: [aprox. 3 p.]. Disponible en: http://www.ncbi.nlm.nih.gov/pubmed/15539722

44 Yano S, Shinohara H, Herbst RS, Kuniyasu H, Bucana CD, Ellis LM, Fidler IJ. Production of experimental malignant pleural effusions is dependent on invasion of the pleura and expression of vascular endothelial growth factor/vascular permeability factor by human lung cancer cells. Am J Pathol 2000, 157:1893-1903.

45 Ligh RW, Wang NS, Sassoon CSH, Gruer SE, Vargas FS. Comparision of the effectiveness of tetracycline and minocycline as pleural sclerosing agents in rabbits. Chest 1994; 106: 1582-184.

46 Kroegel C, Antony VB. Immunobiology of pleural inflammation: Potential implications for pathogenesis, diagnosis and therapy. Eur Respir J 1997; 10: 2411-2418.

47 Noppen M. Normal volume and cellular content of pleural fluid. Curr Opin Pulm Med 2001; 7 (4):180-182.

48 Lavressev V, Reniera A, Fleury-Feith J et al. Analysis of cell cycle disruptions in culture of rat pleural mesothelial cells exposed to asbestos fibers. Am J Respir Cell Mol Biol, 1997; 17: 660-671.

49 Nasreen N, Mohammed KA, Hardwick J, Van Horn RD, Sanders K, Doerschuck CM, Hott JW, Antony VB. Polar production of interleukin-8 by mesothelial cells promotes the transmesothelial migration of neutrophils: Role of intercellular adhesion molecule-1. J Infect Dis 2001; 183:1638-1645.

50 Boylan AM, Ruegg C, Kim KJ et al. Evidence of a role for mesothelial cell derived interleukine 8 in the pathogenesis of asbestos-induced pleurisy in rabbits. J Clin invest, 1992; 89: 1257-1267.

51 Antony VB, Godbey SW, Kunkel SL et al. Recruitment of inflammatory cells to the pleural space. Chemotactic cytolines, IL-8, and monocyte chemotactic peptide-1 in pleural fluid. J Immunol, 1993; 151: 7216-7223.

52 Jonjic N, Peri G, Bernasconi FL et al. Expression of adhesión molecules and chemotactic cytokines in cultured human mesothelial cells. J Exp Me; 1992; 176: 1165-1174.

53 Idell S, Zwied C, Kuman A. Pathways of fibrin turnover of human pleural mesothelial cells in vitro. Am J Respir Cell Mol Biol, 1992; 7:414-426.

54 Shetty S, Kumar A, Johnson AR . Regulation of mesothelial cell mitogenesis by antisense oligonucleotides for the urokinase receptor. Antisense Res Dev, 1995; 5: 307-314.

55 Mutsaers SE. The mesothelial cell. Int J Biochem Cell Biol 2004; 36, 1:9-16

56 Sharma RK, Mohammed KA, Nasreen N, Hardwick J, Van Horn RD, Ramirez-Icaza C, Antony VB. Defensive role of pleural mesothelial cells sialomucins in tumor metastasis. Chest 2003; 124:682-687.

57 Antony VB, Owen CL, Hadley KJ. Pleural mesothelial cells stimulated by asbestos release chemotactic activity for neutrophils in vitro. Am Rev Respir Dis 1989; 139(1): 199-206. Disp en: www.ncbi.nlm.nih.gov/pubmed/2643374

58 Klein A, Talvani A, Silva PM et al. Stem cell factor-induced leukotriene B4 production cooperates with eotaxin to mediate the recruitment of eosinophils during allergic pleurisy in mice. J Immunol 2001; 167: 524-531.

59 Adamson I, Prieditis H, Young L. Lung mesothelial cell and fibroblast responses to the pleural and alveolar macrophage supernatants and to lavage fluids from crocidolite-exposed rats. Am J Respir Cell Mol Biol 1997; 16:650-656.

60 Davila RM, Crouch EC. Role of mesothelial and submesothelial stroma cells in matrix remodelling following pleural injury. Am J Patholol 1993; 142: 547-555

61 Wang NS. Pleural mesothelioma: an apprach to diagnostic problems. Respirology 1996; 259-261.

62 Kikuchi M, Tsuzurahara K, Suzuki T et al. Involvement of leukotrienes in allergic pleurisy in actively sensitized rats: inhibition by the lipoxygenase inhibitor T-

0757 of the increase in vascular permeability and leukotrienes E4 production. Inflamm Res; 1996: 192-197.

63 Light RW, Hamm H. Malignant pleural effusion: would the real cause please stand up? Eur Respir J; 1997: 10: 1701-1702.

64 Zebrowski BK, Yano S, Liu W et al. Vascular endothelial growth factor levels and induction of permeability in malignant pleural effusions. Clin Cancer Res, 1999; 5:3364-3368.

65 Kumar-Singh S, Weyler J, Martin MJ et al. Angiogenic cytokines in mesothelioma: a study of VEGF, FGF-1 and 2, and TGF-beta expression. J Pathol, 1999; 189: 72-78.

66 Cohen MC, Cohen S. Cytokine function. A study in biologic diversity. Am J Clin Pathol, 1996; 105:589-598.Alexandrikis MG, Coulocheri SA, Bouros D et al. Evaluation of ferritin, interleukin-6, interleukin-8 and tumor necrosis factor alpha in the differentiation of exudates and transudates in pleural effusion. Anticancer Res; 1999, 19:3607-3612.

67 Takano S, Kimura S, Ohdama S, Aoki N. Plasma thrombomodulin in health and disease. Blood 1990; 76: 2024-2029.

68 Idell S, Mazar AP, Bitterman P et al. Fibrin turnover in lung inflammation and neoplasia. Am J Respir Crit Care Med 2001; 163:578-584.

69 Chapman HA, Stahl M, Allen CL, Yee R, Fair DS. Regulation of the procoagulant activity within the bronchoalveolar compartment of normal human lung. Rev Dis 1988; 137 (6): 1417-1425.disponible en: www.ncbi.nlm.nih.gov/pubmed/3202380

70 Srour N, Amjadi K, Forster A, Aaron S. Management of malignant pleuraleffusions with indwelling pleural catheters or talc pleurodesis. Can Respir J.2013; 20:106–10.

71 Ibrahim et al. Povidone-iodine pleurodesis versus talc pleurodesis in preventing recurrence of malignant pleural effusionJournal of Cardiothoracic Surgery (2015) 10:64

72 Polaco Castillo J; Villalobos Huerta M A; Mercado Hernández B M; Peña Jiménez C M; Baños Galeana C O. Introducción a la cirugía; Capítulo 4: Asepsia y antisepsia. México. 2011 pp. 49-60. 978-607-02-2469-0.

73 Agarwal R, Paul AS, Aggarwal AN, Gupta D, Jindal SK. A randomized controlled trial of the efficacy of cosmetic talc compared with iodopovidone for chemical pleurodesis. Respirology. 2012; 16(7):1064-9.

74 Lars W, Zeitz O, Gisbert R. Visual Loss after Povidone–Iodine Pleurodesis. The New England Journal of Medicine. 2007; 357; 12

75 Cunningham TJ, Olson KB, Horton J, Wright A, Hussain M, Davies JNP. A clinical trial of intravenous and intracavitary bleomycin. Cancer 1972; 29: 1413-19.

76 Sebti, S.M., DeLeon, J.C., and Lazo, J.S. Purification, characterization, and amino acid composition of rabbit pulmonary bleomycin hydrolase. Biochemistry, 1987, 26: 4213-4219.

77 Sebti, S.M., Jani, J.P., Mistry, J.S., Gorelik, E., and Lazo, J.S. Metabolic inactivation: a mechanism of human tumor resistance to bleomycin. Cáncer Res, 1991, 57:227-232.

78 Antony VB, Loddenkemper R, Astoul P, Boutin C, Goldstraw P, Hott J, Rodríguez-Panadero F, Sahn SA. Management of malignant pleural effusions. ATS/ERS Statement. European Respiratory Journal 2001; 18:402-419

79 Jiménez G, Debesa F, González B E, Ávila J, Bastanzuri T, Pérez Julián, Vigilancia de la Seguridad de las Medicamentos. Guía para la instalación y puesta en funcionamiento de un Centro de Farmacovigilancia. The Uppsala Monitoring Centre. OMS. 2001.

80 Castelán Torres JL. Niveles de Antígeno carcinoembrionario en el Derrame Pleural Maligno. [Tesis Especialista] México: Centro Médico Nacional Adolfo Ruiz Cortines. Instituto Mexicano Veracruz Norte.1994.

81 Noguera M A, Tetraciclina Vs. Yodo-Povidona para el Manejo de los Derrames Pleurales Malignos. Sociedad de Tisioneumonología de Tucuman.p.6. Disponible en :cirugiadetorax.ar.tripod.com

82 Giangreco M, Canal M, Galeano B, Giammarinaro M, González M; Torres A. Tratamiento del derrame pleural maligno con pleurodesis química. Rev. Cir. Parag. 2012vol.36 (2)

83 García Javier, Blesa Lozano, Servet Zaragoza Miguel. Pleurodesis en derrame pleural maligno con talco pulverizado vs talco en suspensión. Facultad de medicina Universidad Zaragoza. Junio 2012.

84 Alberto J. Tratamiento Ambulatorio del Derrame Pleural Maligno con Sonda de Foley. [Tesis Doctoral].Venezuela. Consejo de Facultad de Medicina de la Universidad del Zulia; 2011.

85 Lorenzo M J, Cases E. Manejo del derrame pleural maligno persistente. Servicio de Neumología, Hospital Universitario y Politécnico La Fe. Valencia.Med Resp2014, 7 (1): 67-76.

86 Castellanos González JA, Mederos Curbelo ON, Barrera Ortega JC, Mederos Trujillo OL, López Sotelo A. Tratamiento paliativo de los DPM mediante abrasión química. Revista Cubana de Cirugía 2014; 53(2)167-175.

87 Oken MM, Creech RH, Tormey DC, Horton J, Davis TE, McFadden ET, ed al Toxicity And Response Criteria Of The Eastern Cooperative Oncology Group. Am J ClinOncol 1982.5:649-655

88 Mederos Trujillo O, Reyes Bolaños M, Moya Hernández Y. Comportamiento del Derrame Pleural Maligno tratado con Bleomicina. Hosp Doc Clín Quir Manuel Fajardo. La Habana.2007

89 Cano M, Priede L, Carrascosa M, Tratamiento ambulatorio del derrame pleural maligno, España 2012 Vol. 19. Núm. 01.

90 Olivares Torres CA, Laniado Laborín R, Cháves García C, León Gastelum C, Reyes-Escamilla A, yodo povidone pleurodesis for recurrent pleural effusions. 2002; V 14 No 4 583. 122: 581 — 583

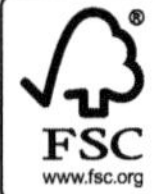